Jeûne Intermittent

Le guide du débutant régime jeûne intermittent - Retarder, ne pas nier la nourriture - Enfin perdre du poids, brûler les graisses (Livre en Français/ Intermittent Fasting in French)

Par Simone Jacobs

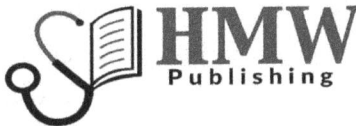

HMW Publishing

Pour plus d'ouvrages visiter :

HMWPublishing.com

Télécharger un autre livre gratuitement

Je tiens à vous remercier d'avoir acheté ce livre et vous offre un autre livre (tout aussi long et précieux que celui-ci) totalement gratuit.

Cliquez sur le lien ci-dessous pour vous inscrire et recevoir un exemplaire de cet ouvrage :

www.hmwpublishing.com/gift

Dans ce livre, je détaillerais 7 des erreurs de conditionnement physique les plus courantes, certains d'entre vous font probablement, et je vais vous révéler comment vous pouvez facilement obtenir la meilleure forme physique de votre vie !

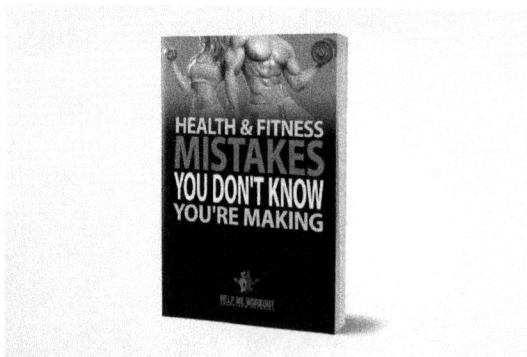

En plus de « 7 erreurs de conditionnement physique que vous faites sans le savoir », vous aurez également une possibilité d'obtenir nos nouveaux livres gratuitement, participer à des compétitions en ligne, et de recevoir des infos utiles via e-mails. Encore une fois, voici le lien pour vous inscrire : www.hmwpublishing.com/gift

Table des matières

Chapitre 3 : S'adaptateur efficacement à ce changement pour une vie saine. 72

5

Chapitre 4 : Écoutez les besoins de votre corps 96

Chapitre 5 : Réussir la transition vers un « Vous » plus sain 118

Introduction

Avez-vous un problème de perte de poids ? Cherchez-vous continuellement sur internet comment trouver une solution rapide et efficace à votre problème ? Si cela est le cas, alors ce livre est tout à fait pour vous !

Tout le monde semble être dans une course à la perte de poids. Nous croulons sous les offres couvrant les régimes, la santé, les compléments alimentaires, et les programmes de conditionnement physique, ainsi que divers ateliers de formation. Ce type de produits inondent l'ensemble du marché de la santé et de la remise en forme. Non seulement tous ces programmes sont coûteux et nécessitent de nombreux efforts de votre part mais ils se révèlent souvent de n'être pas aussi efficace que ces spécialistes du marketing ont promis dans leurs annonces « glamour ».

Cependant, il y a une solution que beaucoup de gens utilisent nos jours : Le jeûne intermittent. Bien que celui-ci ne soit pas exempté des opinions cyniques, il est beaucoup mieux que l'ensemble des options offertes sur le marché. D'une part, le Jeûne ne nécessite pas d'effort supplémentaire, et il ne vous appauvri pas à contrario d'un nouvel ensemble de régime alimentaire ou d'une inscription à un programme de conditionnement physique.

La popularité du jeûne intermittent gagne du terrain sur le marché d'aujourd'hui, parce que les gens en ont assez de tous ces régimes qui semblent facile à faire à la première tentative, mais ne fonctionnent généralement pas à long terme.

Ce livre, « Le jeûne intermittent : 7 Méthodes de Jeûne pour débutants (femmes et hommes) - afin de perdre du poids et de gagner du muscle » est conçu pour vous fournir une solution alternative et efficace afin de vous aider à résoudre votre problème de poids.

Ce livre va également vous éclairer sur les fondements de jeûne intermittent et comment il se révèle être le moyen le plus « cool », le plus rapide et le plus simple pour perdre du poids tout en gagnant du muscle. Prenez une copie de ce livre avant qu'il ne soit trop tard et commencer à perdre des kilos en quelque jours !

Avant de vous lancer dans cette expérience, je vous recommande **de vous abonner à notre bulletin électronique** afin de recevoir des mises à jour sur de nouveaux ouvrages livres ou des promotions à venir.

10

Vous pouvez vous inscrire gratuitement, et en prime, vous recevrez un cadeau gratuit : Notre dernière édition de " « *Santé et erreurs de remise en forme que vous faites sans le savoir* ». Ce livre a été écrit dans le but de démystifier, d'identifier les choses « à faire » et « à ne pas faire » afin de vous donner toutes les informations et outils dont vous avez besoin pour obtenir votre meilleure forme physique. En raison de la quantité énorme de désinformation et de mensonges proférés par les magazines et les « gourous » autoproclamés, il devient de plus en plus difficile d'obtenir des informations fiables pour obtenir un corps en bonne santé. Plutôt que de devoir à passer par des dizaines de sources biaisées et peu fiables pour obtenir vos informations de santé et de remise en forme, nous avons rassemblé tout ce dont vous avez besoin dans ce livre. Cela vous permet de suivre facilement vos progrès et d'obtenir immédiatement des résultats pour atteindre vos objectifs de fitness souhaités dans le plus court laps de temps.

Une fois encore, nous vous invitons à vous inscrire à notre bulletin électronique gratuit afin de recevoir une copie gratuite de cet ouvrage. Pour ce faire, merci de visitez maintenant le lien d'inscription: www.hmwpublishing.com/gift

Chapitre 1 : perdre du poids et construire le muscle en utilisant d'anciennes techniques traditionnelles de guérison.

Les exigences et les responsabilités de la vie courante conduisent souvent à divers problèmes de santé - surtout quand vous êtes trop distrait ou stressé - et il devient facile d'oublier l'importance d'un mode de vie et d'habitude alimentaires sains. Vous remarquez souvent les changements lents que votre corps subit, mais vous êtes trop occupé pour faire quoi que ce soit à ce sujet. Souvent, la seule fois où vous décidez vraiment de faire quelque chose à ce sujet est quand vous êtes malade au point de pas pouvoir travailler.

Ainsi, votre quête pour de nouvelles solutions commence, mais quel régime, quel programme de conditionnement physique de santé fonctionne vraiment ? Il y en a des tonnes et des tonnes disponibles tout autour de nous. La réponse est simple. Apprenez à votre corps à se guérir et à perdre du poids en apprenant quand manger et quand jeûner.

Préparez votre corps, et votre l'esprit pour la guérison et la perte de poids

Apprendre quand manger et quand arrêter de manger est une pratique appelée jeûne intermittent (Intermittent Fasting ou IF). Ce concept n'a rien de nouveau. C'est une méthode utilisée par de nombreuses personnes partout dans le monde depuis très longtemps. Hstoriquement, nous savons que nombreux humains sont passés par de longues périodes sans manger, cela pour diverses raisons, souvent religieuses ou lorsque la nourriture se faisait rare. nourriture se faisait rare. D'ailleurs, lorsque nous dormons, nous jeunons par inadvertance.

Nous jeûnons quand nous dormons ? Oui en effet ! Si vous mangez habituellement votre dîner à 20 heures et votre petit déjeuner à 8 heures le matin, lorsque vous vous réveillez, vous êtes à jeun pendant 12 heures et prêts à manger pendant les 12 heures suivantes. Nous appelons cette méthode de jeun le 12/12. N'est-ce pas une bonne nouvelle ? Vous pouvez jeuner pendant votre sommeil ! Si vous choisissez de pratiquer cette méthode cela se fera sans que vous aillez à faire d'efforts !

Mais le jeûne n'est pas exclusif à l'homme, même les animaux jeûnent quand ils sont malades ou stressés, et parfois, quand ils se sentent mal à l'aise. Le jeûne est une tendance naturelle pour chaque organisme, que ce soit animal ou humain, pour conserver l'énergie pendant les périodes critiques afin de retrouver l'équilibre et de se reposer.

Un bref coup d'œil sur l'histoire du jeûne

Hippocrate, Galien, Socrate, Platon et Aristote, ainsi que les premiers grands guérisseurs, penseurs, philosophes et autres, louent tous les bienfaits du jeûne pour la guérison et la thérapie. Paracelsus, l'un des trois pères de la médecine occidentale a dit : « Le jeûne est le plus grand des remèdes - le médecin en chacun de nous.»

Les premiers groupes religieux et spirituels jeûnaient dans le cadre de leurs rituel et cérémonies, en particulier pendant les équinoxes d'automne et au printemps. Presque chaque religion dominante observe un jeûne pour divers avantages spirituels.

Les traditions indiennes d'Amérique du Nord et du Sud, l'hindouisme, le bouddhisme, l'islam, le gnosticisme, le judaïsme et le christianisme utilisent une forme de jeûne pour le sacrifice ou le deuil, la pénitence, la vision spirituelle, ou la purification.

Certaines disciplines du yoga, telles que le jeûne, sont utilisées depuis des milliers d'années. Paramahansa Yogananda, un célèbre yogi et gourou a dit : « Le jeûne est une méthode naturelle de guérison. » De même, l'Ayurveda, une ancienne pratique de guérison, inclut le jeûne dans le cadre de sa thérapie.

Cependant, la médecine scientifique est devenue dominante et a développé de meilleurs médicaments. Jeûnes et d'autres moyens de guérison naturels ont disparu dans l'anonymat. Récemment, de nombreuses personnes à la recherche de solutions de santé ont fait un retour vers d'anciennes méthodes.

Le Jeûne Moderne

Testées et prouvées sur de longues périodes de temps, les traditions de guérison ancienne via un jeûne intermittent sont aujourd'hui de retour sous les projecteurs et gagne en popularité parmi beaucoup de gens. Entre 1895-1985, Herbert Shelton, un médecin a suivi et supervisé les jeûnes de plus de 40.000 personnes.

Il en a conclu que le jeûne est un processus radical et fondamental qui est plus ancien que toute pratique de guérison du corps connues, en d'autre termes, c'est une méthode instinctive quand un organisme est malade.

Même si IF est une pratique qui est aussi vieille que la race humaine elle-même, la science moderne et des études récentes révèlent maintenant que savoir quand manger et quand arrêter de manger crée des changements positifs importants dans le corps, réinitialisant l'ensemble du système et augmentant sa capacité de fonctionner plus efficacement à la fois mentalement et physiquement. En effet, beaucoup de chercheurs soutiennent les avantages de l'IF pour la santé.

L'abstinence alimentaire conserve l'esprit et de la mémoire vive, réduit le risque de diverses maladies, et maintient les cellules du corps en bonne santé. Une étude intitulée « La preuve scientifique liée au Jeûne intermittent » menée par Amber Simmons, Ph.D., a souligné que l'IF accompagné d'une restriction calorique, est une méthode efficace pour favoriser la perte de poids chez les personnes obèses et en surpoids.

Jeûner n'est pas mourir de faim

Quand les gens entendent le mot « jeûner », ils traduisent souvent cela par « mourir de faim ». Cette idée fausse peut souvent créer de la confusion et conduire certaines personnes à choisir des régimes inconnus, exotiques, et parfois compliqués.

La famine, ou mourir de faim est quand vous ne savez pas quand votre prochain repas aura lieu. D'autre part, le jeûne est une pratique où vous planifiez de façon stratégique les périodes de quand « manger » et « arrêter de manger. » En anglais, le petit déjeuner se dit Breakfast », ce qui signifie littéralement que vous rompez (Break) le jeûne (Fast) que vous faites tous les jours pendant que vous dormez.

De plus, ce n'est pas le jeûne en soit qui produit les bienfaits pour la santé, mais la restriction calorique qui vient avec limitation de ce que vous mangez. Par exemple, si vous mangez à 6 heures le matin et vous abstenez de manger quoi que ce soit dans les 9 heures, vous restreignez réellement vos calories, étant donné que vous mangez la bonne quantité de nourriture et ne mangez pas

double portions au petit déjeuner. La clé de SI est «
discipline » non pas la famine.

Apprenez à votre corps à brûler la graisse et du glucose

Le jeûne intermittent est pas un régime en soi, mais une méthode dans laquelle vous apprenez à votre corps à compartimenter « manger » et « périodes de jeûne ». Comment peut-l'apprentissage de « quand manger » et « quand ne pas manger » aider une personne à perdre du poids ?

Recalibrer un système dépendant de l'alimentation

Le corps métabolise la graisse et le glucose de la nourriture que vous mangez comme source principale d'énergie. Les glucides sont la principale source de glucose. Lorsque vous mangez régime de glucides riches, ils sont décomposés en la forme plus simple appelé glucose. Cette substance circule librement dans le sang dans chaque cellule de votre corps comme source d'énergie. Lorsque vous mangez, vous fournissez votre corps avec suffisamment de glucose pour maintenir votre corps avec suffisamment d'énergie pour fonctionner pendant 3-4 heures.

L'excès de glucose va vers le foie et les muscles pour le stockage et devient source d'énergie secondaire du corps. Lorsque les cellules ont utilisé tout le Glucose qui circule librement dans le sang, le corps va décomposer et métaboliser le glycogène stocké et le transformer en glucose. Le glycogène est la raison pour laquelle vous n'avez pas à manger toute les 15 à 20 minutes. En fait, les réserves de glycogène dans votre corps peuvent vous suffire pendant 6 à 24 heures après votre dernier repas.

Le problème commence lorsque vous consommez des quantités excessives de glucides. Votre corps est à court de capacité de stockage pour le glycogène, de sorte que le foie le transforme en tissu adipeux, des triglycérides, ou de la graisse pour le stockage à long terme. Et parce que vous fournissez en permanence le corps avec l'énergie en mangeant 3 repas et 2 à 3 collations entre les deux, les cellules ont toujours un excès de glucose, qui est converti en plus de glycogène dans le foie et plus de graisse dans le corps.

Comprenez-vous maintenant la situation de façon plus claire ? La plupart d'entre nous consomment plus d'énergie que notre corps peut utiliser, de sorte que le système les stocke sous forme de glycogène et de graisse corporelle. Nous avons également tendance à manger quand nous avons un peu faim, donc nous ne donnons pas nos cellules la possibilité d'utiliser ces combustibles stockés. Ainsi, on finit par ajouter de plus en plus de glycogène et de tissu adipeux dans notre système, ce qui conduit à divers problèmes de santé, y compris le diabète, le surpoids, et d'autres maladies connexes liées à une haute teneur en sucre et en graisses dans le corps.

De plus, lorsque nous mangeons en continu, notre corps est utilisé pour l'alimentation constante de glucose libre-circulation, ce qui pourrait conduire à une résistance à l'insuline. Cela est une condition où le corps possède à plusieurs reprises des niveaux trop élevés de sucre et d'insuline dans le sang jusqu'au point ou le système ne produise plus suffisamment d'insuline pour métaboliser le glucose ou devenir résistant à son effet.

Faites de votre corps une machine à brûler vos sucres et matières grasses

Le principe simple derrière le jeûne intermittent est « discipline ». Pas de nourriture pendant des périodes données, donne au corps une chance de brûler l'excès de glucose et de graisse. La pratique IF recalibre votre corps le changeant d'un système qui dépend de la nourriture à une machine à brûler le sucre et le gras.

Le corps humain est un mécanisme fantastique avec un système développé qui lui permet de traiter les périodes de faible source de nourriture. Dans ce genre de scenario et afin de faire face aux besoins en énergie, le corps passe à travers 5 étapes, que nous approfondirons ci-dessous :

Alimentation

Manger de la nourriture augmente le taux d'insuline dans le corps, ce qui permet aux tissus de l'organisme à utiliser le glucose en tant qu'énergie. Au cours de cette étape, le foie store tout excès sous forme de glycogène. Lorsque l'espace de stockage de glycogène dans le foie est plein, celui-ci transforme l'excédent en triglycérides ou en graisse pour un stockage « prolongé ».

Répartition glycogène

Dans les 6 à 24 heures après votre repas, le taux d'insuline va commencer à tomber. Au cours de cette période, le corps commencera métaboliser le glycogène stocké sous forme d'énergie et cette source secondaire de glucose dans le foie peut soutenir le corps pendant environ 24 heures.

Néoglucogenèse

Après environ 24 heures jusqu'à 2 jours sans une source prête de glucose, le corps utilise des acides aminés, la forme simple de protéines, pour la fabrication de glucose nouveau au cours du processus appelé « néoglucogenèse. » Chez une personne non diabétique, le taux de glucose tombera, mais rester dans la plage normale.

Cétose

Après 2 à 3 jours sans nourriture, les faibles niveaux d'insuline dans le corps stimulent la dégradation des triglycérides ou des graisses stockées en énergie pendant le processus appelé lipolyse. Le corps métabolise la graisse stockée en chaînes 3-acides gras et en épine dorsale de glycérol. Le corps utilise le glycérol pour la gluconéogenèse ou la fabrication de nouveau glucose. Les tissus corporels peuvent facilement utiliser les chaînes d'acides gras en tant qu'énergie.

Cependant, le cerveau, lui, ne peut pas, donc le corps métabolise les chaînes d'acides gras en corps cétoniques ou en énergie qui peut passer dans la barrière hémato-encéphalique comme source de carburant du cerveau, principalement sous forme d'acétoacétate et de bêta-hydroxybutyrate, afin subvenir aux besoins énergétiques du cerveau.

Quatre jours après le dernier repas du corps, 75% de l'énergie consommée par votre esprit provient de cétones, et cette quantité augmente plus de 70 fois pendant la période de jeûne.

Conservation des protéines

Le 5ème jour, le jeûne stimule la production d'hormone de croissance pour aider le corps à maintenir sa masse musculaire. Pendant cette période, le système métabolique utilise l'intégralité des cétones et des acides gras comme source d'énergie. Le niveau d'adrénaline (norépinephrine) augmente également pour s'adapter au changement, donnant au corps plus de carburant.

Bien sûr, vous ne vous priverez pas de nourriture et ne mourrez pas de faim pendant un jeûne intermittent. Comme mentionné précédemment, la pratique IF se concentre sur la planification des repas et quand ne pas se nourrir, ce qui enseigne progressivement au corps à utiliser le sucre et les graisses excédentaires et stockées comme énergie au lieu de compter sur la nourriture. Cette méthode traditionnelle ouvre les portes à une meilleure santé, la perte de poids, et la construction de la masse musculaire et des tissus maigres.

Le jeûne est la façon la plus facile d'être en santé

La meilleure chose à propos du jeûne intermittent est que vous pouvez l'incorporer dans n'importe quel régime sain et équilibré. Lorsque le régime alimentaire est particulièrement difficile à suivre, vous avez la possibilité d'arrêter de vous inquiéter de quoi manger. Il est également pratique car vous n'avez pas à préparer des repas pour une période donnée. De plus, vous pouvez économiser sur une certaine quantité d'argent. Mais ce n'est pas la vraie raison pour laquelle la plupart des gens aiment le jeûne intermittent. L'IF offre bien plus que cela.

Certaines personnes ont pris l'habitude de ne pas manger sainement et d'adopter des habitudes alimentaires malsaines tout au long de leur vie, de manger entre les repas, de choisir de manger « fast food » au lieu d'une nourriture bien équilibrée ou de s'alimenter de façon constante lorsqu'elles ont faim. Tout cela constitue un mode de vie malsain, qui peut éventuellement conduire à de graves problèmes de santé.

Suivre à un régime et faire un jeûne mènent tous deux à la perte de poids ; par conséquent, les gens qui cherchent à se débarrasser de leur excès de graisse peuvent faire face à une situation difficile lors du choix de la méthode pour obtenir un mode de vie plus sain.

Selon le Dr Michael Eades, co-auteur du fameux livre "Protein Power", il est toujours facile d'envisager un régime, mais il est souvent plus difficile à exécuter. Contrairement à un programme d'alimentation, le jeûne intermittent est juste le contraire, il semble être trop difficile à envisager, mais une fois que vous effectuez, vous trouvez que ce n'est pas difficile du tout.

Il est toujours plus facile de suivre un régime pendant les premiers jours, mais plus on suit le régime, moins on a envie de le suivre. C'est la raison pour laquelle la plupart des régimes ne fonctionne pas à long terme. Seules quelques personnes parviennent à intégrer ce régime alimentaire dans leur mode de vie.

Penser au jeûne vous mènera toujours à croire que vous ne pouvez pas survivre un jour sans manger, en particulier pour ceux qui ont vraiment besoin de jeûner. Cependant, vous trouverez plus facile à faire quand vous commencez à le faire. En faire une habitude et en faire une partie de votre style de vie est plus facile que de simplement y réfléchir. Il est difficile de surmonter l'idée de ne pas manger, mais une fois que vous avez franchi l'obstacle, le jeûne intermittent est, en fait, plus facile à faire que de suivre un régime.

Le jeûne intermittent agit comme un bouton de réinitialisation. Il ne règle pas et ne vous dit pas quel genre de nourriture vous devriez manger et ne pas consommer. Au lieu de cela, il détermine le meilleur moment où vous devriez avoir un bon repas, sain et équilibré. C'est un modèle alimentaire que vous intégrez dans votre style de vie pour rééquilibrer votre corps et améliorer votre santé.

Principaux Points :

- Le jeûne est une ancienne tradition de guérison prouvée qui peut vous aider à perdre du poids et à développer vos muscles.

- La pratique de la planification de votre temps d'alimentation met votre corps, votre esprit et votre esprit en pleine forme.

- La clé du jeûne intermittent est la discipline, pas la famine. Il s'agit simplement de planifier quand manger et quand ne pas manger.

- Le jeûne avec restriction calorique recalibre votre corps d'un système alimenté au sucre en une machine à brûler les graisses.

- Il réinitialise le bouton, donnant à votre corps la chance de se détendre et de diriger l'énergie pour la guérison, la perte de poids et la construction

musculaire.

Chapitre 2 :   Les vertus du jeûne intermittent

Avant de commencer le jeûne, vous devez comprendre quelle adaptation hormonale votre corps subira en ce qui concerne la perte de graisse, de sorte que vous n'arrêtiez pas immédiatement avant même qu'il commence à avoir un effet sur votre corps.

Pour commencer, passons-en revue « l'état nourri » et « l'état à jeun » du corps humain. Un corps humain est dans un état alimenté quand il absorbe et digère la nourriture. Généralement, l'alimentation commence au moment où vous commencez à manger la nourriture, et cela durera pendant 3-5 heures pendant que votre système digestif travaille dessus.

À l'état d'alimentation, votre corps ne peut pas brûler les graisses efficacement en raison du niveau élevé d'insuline dans le corps qui permet au sucre d'être utilisé par les cellules comme énergie.

Cependant, après le processus de digestion, votre corps sera bientôt dans l'état post-absorbant, ce qui signifie que votre corps ne travaille plus sur le traitement d'un repas.   Cette période durera de 8 à 12 heures après votre dernier repas, et pendant cette période, votre corps commence à entrer dans l'état de jeûne. C'est pendant ce temps que votre corps commence à brûler les graisses, et votre taux d'insuline commencera à baisser.

Prenez note que votre corps ne passe à l'état de jeûne que 12 heures après votre dernier repas, et comme la plupart d'entre nous mangeons de 3 à 6 repas par jour, il est rare que votre corps soit dans cet état ; par conséquent, vous priver votre corps de l'expérience de l'état de la combustion des graisses.

La raison pour laquelle ceux qui pratiquent IF étaient en mesure de perdre de la graisse, même sans changer le type et la quantité de nourriture qu'ils mangent ou à quelle fréquence ils font de l'exercice. Le jeûne intermittent permet à votre corps de lancer le processus de combustion des graisses, ce qui est impossible lorsque vous mangez régulièrement.

Le jeûne intermittent maximise le mécanisme de glycogène et de combustion des graisses du corps. Pendant « l'état à jeun », votre système subit diverses adaptations hormonales qui entraînent une perte de poids et un gain musculaire.

Diminuer les niveaux d'insuline

Toute nourriture augmente les niveaux d'insuline dans le corps. Par conséquent, la stratégie la plus cohérente, efficace et efficace pour l'abaisser est d'éviter les aliments. Si vous êtes une personne non diabétique, votre glycémie reste normale lorsque votre corps commence à se brûler les graisses. Cette adaptation est évidente en aussi peu que 24-36 heures de jeûne. Plus longtemps vous jeûnez, plus la durée de l'insuline réduite est longue et plus la diminution est importante.

Selon une étude intitulée « Jeûne alterne chez les sujets non obèses : effets sur le poids corporel, la composition corporelle et le métabolisme énergétique », le jeûne tous les deux jours est une méthode efficace pour réduire les niveaux d'insuline sans affecter les niveaux normaux de glucose.

Le jeûne diminue le taux d'insuline de 20 à 31% et abaisse la glycémie de 3 à 6% une fois que le corps utilise des graisses stockées comme carburant à la place des glucides, réduisant ainsi le risque de diabète de type 2.

Booster la perte de poids

Une autre raison pour laquelle le jeûne intermittent est populaire ces jours-ci est que les études scientifiques prouvent que c'est une technique puissante pour la perte de poids. Nous aimons manger des aliments riches en glucides et en graisses, puis nous paniquons lorsque nous constatons une augmentation de notre poids.

Avec une pratique IF, vous pouvez choisir entre manger moins de repas ou ne pas consommer de nourriture pendant quelques jours. Ce processus est sûr de réduire l'apport calorique global, ainsi que de normaliser le changement hormonal qui inhibe la combustion des graisses car il déclenche la libération de norépinéphrine (noradrénaline).

Grâce au jeûne à court terme, vous pouvez augmenter votre taux métabolique jusqu'à 14 pour cent. Le jeûne intermittent entraîne également une perte de poids en modifiant votre équation calorique, par exemple, en consommant moins de calories et en brûlant davantage.

La même étude qui a montré les effets du jeûne d'un jour sur deux dans la réduction des niveaux d'insuline a également révélé qu'après 22 jours, les 16 personnes qui mangeaient tous les deux jours ont perdu 2,5% de leur poids corporel.

L'étude a également montré que leur faim augmentait au cours du premier jour de jeûne et demeurait élevée. Il n'y avait pas de changement significatif de leur taux métabolique au repos (RMR) et du quotient respiratoire (QR) du jour 1 au jour 21, mais le 22e jour, leur QR diminuait, ce qui entraînait une augmentation significative de l'oxydation ou de la perte de graisse jusqu'à 15 grammes et plus.

Cependant, puisque la faim les jours de jeûne n'a pas diminué, les auteurs de la recherche ont suggéré que manger un petit repas pendant les jours de jeûne rend cette approche plus acceptable. Néanmoins, l'étude a corroboré que le jeûne est une stratégie efficace et rapide pour perdre du poids.

Perdre la graisse du ventre plus rapidement

La graisse du ventre ou ce que nous appelons les "poignées d'amour" sont les plus dangereuses de toutes les graisses stockées dans votre corps. Le nom peut sembler attrayant, mais les poignées d'amour sont très sinistres. Ce sont des graisses viscérales dangereuses qui ont tendance à s'accumuler autour des organes internes et à conduire plus tard à des maladies graves.

Cependant, une étude a révélé que le fait de subir un jeûne intermittent non seulement réduit le poids

corporel ; il diminue également le tour de taille de 4 à 7
pour cent.

Stimuler la production d'hormone de croissance

L'hormone de croissance (HG) ou la
somatotropine ou l'hormone de croissance humaine
(HGH ou hGH) stimulent la reproduction cellulaire et la
régénération et la croissance, donc, est très vital pour le
développement humain. C'est une hormone naturelle
produite par la glande pituitaire, et la majorité de la
sécrétion se produit pendant le sommeil. À mesure que
vous vieillissez, le niveau de production de HG diminue et
peut entraîner une diminution de la masse musculaire
maigre, un manque d'énergie et une augmentation de la
masse grasse.

La relation entre l'hormone de croissance humaine et l'insuline est compliquée. HGH est l'antagoniste de ce dernier et vice versa. Lorsque vous avez une résistance à l'insuline, votre corps a continuellement de grandes quantités d'insuline pour équilibrer le volume élevé de glucose dans votre corps, ce qui diminue la production de GH.

D'autre part, la résistance à l'insuline peut être le résultat d'une déficience en HGH. Lorsque votre corps produit des niveaux élevés d'hormone de croissance, il est en compétition avec les mêmes sites récepteurs que l'insuline et au lieu de métaboliser le glucose comme source d'énergie, les cellules brûlent les graisses à la place. La production d'insuline diminue et le système ne peut pas stabiliser adéquatement la quantité élevée de sucre dans le corps. En outre, les personnes ayant une diminution de HGH ont tendance à avoir une teneur excessive en graisse corporelle. Ils ont également réduit la tolérance à l'effort et la force musculaire.

L'état nourri inhibe la sécrétion de HGH puisque le corps augmente les niveaux d'insuline pour métaboliser le glucose provenant de votre nourriture comme source d'énergie lorsque vous mangez. Le jeûne, rien qu'en 5 jours, augmente la sécrétion de l'hormone de croissance humaine jusqu'à 2 fois. Lorsque vous jeûnez, vous réduisez l'apport de glucose dans le corps, ce qui réduit la production d'insuline. Lorsque la quantité d'insuline dans le corps est faible, la quantité de GES augmente pour s'adapter au changement, brûler les graisses pour l'énergie dont il a besoin et perdre du poids dans le processus.

Augmenter les niveaux d'hormone de croissance dans le corps augmente les quantités de facteur de croissance de type insuline circulant I (IGF-I), qui régulent également la croissance. L'augmentation des deux GES et IGF-I entraîne la croissance de la masse musculaire, ainsi que l'augmentation de la force musculaire.

Augmenter les niveaux d'adrénaline

Notre corps est équipé d'un mécanisme de survie qui le fait passer en mode de survie lorsque vous avez faim ou êtes fatigué. Donc, quand il devient « désespéré », le corps renforce cet instinct primitif afin que vous puissiez avoir plus d'énergie pour vous déplacer et chasser pour obtenir de la nourriture.

Lorsque vous jeûnez, votre corps subit un léger stress qui stimule la production d'adrénaline. Il est similaire à la façon dont votre corps réagit lorsque vous faites de l'exercice ou quand un chien vous poursuit sur le chemin du retour. Votre hormone naturelle de combat ou de fuite entre en jeu pour assurer votre sécurité ou votre survie lors d'événements dangereux. Généralement, plus le stress est élevé, plus la sécrétion d'adrénaline est élevée.

Le jeûne intermittent est un excellent moyen de stresser votre corps sans vous mettre en danger. Lorsque vos cellules commencent à utiliser les graisses comme source d'énergie, elles signalent au corps que vous avez besoin de nourriture - un instinct primitif qui a permis aux premiers humains de chasser et de chercher de la nourriture lorsque la source se faisait rare.

Pratiquer IF naturellement stimule la sécrétion d'adrénaline, qui débloque et utilise l'énergie stockée - glycogène et graisse musculaire. En termes simples, l'adrénaline favorise la libération de glucose stocké à partir de ses emplacements dans le corps, ce qui augmente le métabolisme même au repos. De plus, l'augmentation des niveaux d'adrénaline stimule la concentration, la concentration et l'énergie.

Régule les fonctions des cellules, des hormones et des gènes

Une fois que vous êtes à jeun, votre corps initie la réparation des cellules et régule les niveaux d'hormones pour que votre graisse fonctionne. Voici des exemples de certains changements qui se produisent pendant que vous jeûnez.

Réparation des cellules

Le corps induit une certaine réparation cellulaire, comme l'élimination des toxines et des déchets de votre corps, dans un processus connu sous le nom d'autophagie, qui consiste à détruire les protéines dysfonctionnelles qui se sont accumulées à l'intérieur des cellules au fil du temps. L'augmentation de l'autophagie peut protéger votre corps contre plusieurs maladies, notamment le cancer et la maladie d'Alzheimer.

Modifie l'expression des gènes

Une étude intitulée "Les effets du jeûne sur l'état physiologique et l'expression des gènes ; un aperçu "a révélé que la restriction calorique par la réduction des aliments ou l'élimination des aliments et des boissons caloriques pendant une période modifie diverses voies de signalisation et l'expression de différents gènes, conduisant à une durée de vie plus longue et une immunité élevée contre les maladies.

De plus, une autre étude a révélé que le jeûne alterné augmentait l'expression ou SIRT1, un gène lié à la longévité. En outre, une autre étude a montré que l'expression génique dans l'abiogenèse chez les souris a également été modifiée, ce qui conduit à une régulation plus rapide du triacylglycérol réservé dans le carburant.

Soulager l'inflammation

Les chercheurs ont révélé à travers des études que le jeûne intermittent montre une réduction significative de l'inflammation, qui est un déterminant crucial pour de nombreuses maladies chroniques. Une étude intitulée « produits du gène de la ghréline dans l'inflammation aiguë et chronique » a montré que la réduction de l'apport alimentaire et calorique augmente la production de ghréline ou l'hormone de la faim, qui supprime l'inflammation chronique et aiguë, ainsi que l'auto-immunité. De faibles niveaux de masse graisseuse favorise également la production de protéines anti-inflammatoires.

Développer un cœur résistant

Le jeûne intermittent réduit les facteurs de risque de maladies cardiaques, y compris les marqueurs inflammatoires, les triglycérides sanguins, le cholestérol

LDL, la glycémie et la résistance à l'insuline. Une étude intitulée « Changements induits par le jeûne dans l'expression des gènes contrôlant le métabolisme du substrat dans le cœur du rat » révèle que le cœur s'adapte aux changements du métabolisme du glucose et des acides gras en modifiant la production d'énergie cardiaque au niveau de l'expression génique. Cet effet réduit les acides gras dans le cœur.

En outre, "jeûne intermittent : la prochaine grosse perte de poids" a déclaré que l'IF produit des effets similaires à l'exercice intense, la variabilité de la fréquence cardiaque tout en réduisant la fréquence cardiaque au repos et la pression artérielle.

Antivieillissement

Testé chez le rat, le jeûne intermittent a allongé la durée de vie de l'animal d'environ 83%. "Le jeûne intermittent : la prochaine grande perte de poids" a révélé que la réduction de l'apport calorique chez la plupart des animaux augmentait leur durée de vie de 30%. "Les restrictions alimentaires dans la bioénergétique cérébrale et l'état redox" ont montré que l'IF retarde l'apparition des marqueurs de vieillissement.

De plus, "restriction calorique (CF) et le jeûne intermittent : Deux régimes potentiels pour un vieillissement cérébral réussi" a souligné que la pratique CF et IF affecte le métabolisme radicalaire et énergétique de l'oxygène, ainsi que la réponse systémique au stress cellulaire d'une façon qui protège les neurones contre les facteurs environnementaux et génétiques liés au vieillissement.

Améliorez votre concentration et votre clarté mentale

Comme mentionné précédemment, le jeûne stimule la sécrétion d'adrénaline qui aide à stimuler la concentration, la concentration et l'énergie. Dans le chapitre 1 : Régime sur une période de temps, Ancient Healing, nous avons également abordé les cétones et la façon dont le corps assiste à la cétose à jeun, ce qui en fait une machine à brûler les graisses. Au cours de la cétose, le foie décompose les acides gras en cétones comme énergie.

Les cétones sont un carburant plus efficace pour le cerveau que le glucose. Lorsque votre corps brûle du carburant, qu'il s'agisse de cétones ou de glucose, il le convertit en adénosine triphosphate (ATP), la substance que vos cellules utilisent comme énergie. Les cétones aident à produire et augmenter la production d'ATP mieux que le glucose, créant plus d'énergie pour le corps et le cerveau à utiliser, améliorant ainsi la performance mentale.

De plus, d'autres recherches montrent que les cétones peuvent traiter l'acide gamma-aminobutyrique (GABA) plus efficacement. Le GABA est une molécule qui réduit la stimulation cérébrale.

Lorsque vous ne jeûnez pas, le corps utilise le glucose comme source principale d'énergie et le cerveau utilise l'acide glutamique et le glutamate comme carburant, des molécules qui stimulent la fonction cérébrale. Cependant, lorsque le cerveau utilise l'acide glutamique et le glutamate comme carburant, il reste peu de molécules pour traiter le GABA. Votre esprit commence à se transformer sans un moyen de réduire la stimulation, les neurones de votre cerveau sont trop stimulés et travaillent excessivement, ce qui conduit à un brouillard cérébral ou ce qu'on appelle « l'incapacité de se rappeler des informations ou de se concentrer sur une tâche ». En termes simples, trop de glutamate signifie trop d'excitation cérébrale, ce qui entraîne une neurotoxicité cérébrale, qui dans certains cas conduit à des crises, ainsi que divers troubles neurologiques, tels que la démence, la sclérose latérale amyotrophique (SLA), les migraines, les troubles bipolaires et même la dépression.

Lorsque vous jeûnez, vous donnez au cerveau une autre source d'énergie, qui fournit au cerveau suffisamment d'acide glutamique et de glutamate pour traiter le GABA. Ce processus permet d'équilibrer et de réduire le tir excessif des neurones, conduisant à une meilleure concentration mentale. En outre, des études montrent que l'augmentation de la production de GABA réduit l'anxiété et le stress, ce qui contribue également à améliorer la clarté mentale.

Libérer de l'énergie pour la guérison

Avez-vous déjà travaillé pendant plus de 8 à 10 heures par jour avec un projet massif, surtout quand le patron vous demande de faire quelque chose au-delà de votre salaire ou titre d'emploi ? Ensuite, vous avez une idée précise de ce que votre corps ressent quand il doit traiter la nourriture que vous mangez 24 heures par jour, 7 jours par semaine.

Vous mettez votre corps sous la contrainte. Semblable à la façon dont vous faites face à une charge de travail considérable, votre corps fera face. Il doit faire face et prendre des décisions importantes. Il assiste d'abord aux tâches les plus urgentes et les plus importantes, mettant de côté les questions qui peuvent attendre un autre jour. Plus vous vous bourrez de nourriture, plus vous le mettez en surmenage, qu'il soit prêt ou non à prendre un nouveau travail. Finalement, il ne peut pas suivre, et vous rencontrez divers problèmes de santé. Tout comme un boss médiocre qui jette une autre pile de papiers à traiter alors que vous avez encore 3 grosses piles sur votre bureau.

Vous pouvez prendre des vacances lorsque vous vous sentez fatigué, sous-estimé et surmené. D'autre part, votre corps obtient rarement une pause, surtout quand vous mangez presque toutes les heures de la journée.

Le jeûne est un moyen de donner à votre corps des vacances bien méritées loin de l'alimentation constante. Lorsque vous mangez, le système digestif utilise jusqu'à 65% de l'énergie. La digestion, avec tous les autres processus dont elle a besoin pour la journée prend beaucoup d'énergie. À la fin de la journée, votre corps n'a pas assez de carburant pour d'autres tâches essentielles.

Pendant le jeûne intermittent, votre corps détourne l'énergie vers la récupération et la guérison. De plus, lorsque vous jeûnez, votre corps subit une désintoxication, éliminant efficacement les déchets métaboliques naturellement produits par les cellules saines, ainsi que les toxines étrangères. Votre système peut également dépenser plus de carburant pour la réparation des cellules, des tissus et des organes au lieu de simplement éliminer les sous-produits de l'alimentation.

Le jeûne permettra à votre corps de prioriser les tâches critiques qu'il a mises de côté lors d'une alimentation constante. Pendant cette période, le système sera enfin capable de gérer toutes les toxines, en nettoyant les toxines en excès des tissus, créant ainsi une étape ou un environnement pour la guérison.

Favorise la croissance spirituelle

En éliminant continuellement les aliments lourds et malsains de votre alimentation et en vous désintoxiquant, votre corps se sentira moins dense et deviendra plus léger. L'élimination de tous les excès de graisse pendant le processus vous rend également plus léger. De plus, le jeûne réduit les troubles du sommeil et les fatigues, vous aidant ainsi à atteindre l'harmonie et l'équilibre intérieurs.

Quand vous êtes en meilleure santé, votre attention se déplace des choses du monde et de la réalité physique vers les aspects de votre vie qui importent en effet au lieu de vos problèmes de santé.

La pratique du jeûne intermittent favorise également la discipline, ce qui aiguise les sens spirituels, principalement lorsque vous le pratiquez avec la méditation. L'accomplissement de tâches auto-imposées renforce votre volonté, vous apprenant ainsi à mieux gérer votre vie, particulièrement dans des situations stressantes.

Raisons pour lesquelles le jeûne fonctionne

Mis à part l'obsession des gens pour l'excès de graisse et la perte de poids, il existe d'autres raisons pour lesquelles vous devez pratiquer le jeûne intermittent aussi souvent que vous le pouvez, en fonction de votre état de santé. Voici quelques-unes de ces raisons :

Relaxant

Une fois que vous êtes à jeun, il n'y a pas grand-chose à craindre car vous n'avez pas besoin de préparer quelque chose pour votre repas. Ne vous inquiétez pas du type de repas qui aura des effets néfastes sur votre santé. Vous pouvez juste avaler un verre d'eau et commencer votre journée. Imaginez que vous ayez un repas de moins en une journée ou une journée entière sans les repas habituels. Un jour passé moins à préparer la nourriture est un jour de plus pour vous dorloter avec une relaxation complète. Cependant, cela ne signifie pas, cependant, que lorsque vous jeûnez, vous aurez l'air sombre ou effondré.

La plupart d'entre vous s'attendront probablement à quelqu'un de moins énergique ou à la baisse quand je jeûne. Cependant, si vous demandez à ceux qui sont dans le jeûne, vous serez surpris de savoir à quel point ils semblent énergiques en comparaison du temps où ils mangeaient régulièrement leur repas.

Allonge la durée de vie

Il est de notoriété publique que la restriction des calories est l'un des moyens de prolonger la vie. Par conséquent, quand vous jeûnez, votre corps trouve un moyen de prolonger votre vie. Lorsque vous êtes sur le régime intermittent, votre corps active la restriction calorique en réponse à l'allongement de votre vie. Avec cela, vous obtenez le bénéfice de la vie prolongée sans vraiment connaître une véritable famine. Une étude sur le jeûne intermittent d'un jour sur une souris effectuée en 1945 prouve que le jeûne a en effet conduit à une durée de vie plus longue.

Compléter la chimiothérapie

Il y a cette étude de patients atteints de cancer qui ont révélé les effets secondaires de la chimiothérapie. Selon l'étude, les patients qui subissent un jeûne avant l'expérience de traitement ont diminué ces effets secondaires. De plus, une étude affirme que l'IF augmente significativement l'impact de la chimiothérapie ou de la radiothérapie. De plus, la recherche recule sur le jeûne intermittent d'un jour sur deux, ce qui mène à la conclusion que l'IF avant la séance de chimiothérapie entraîne des taux de résultats positifs plus élevés et moins de décès. Dans une analyse complète de diverses études sur les maladies et le jeûne, il apparaît que le jeûne intermittent réduit non seulement le risque de cancer, mais a également un effet positif sur les maladies cardiovasculaires.

Principaux points :

- Au cours du jeûne intermittent, votre corps subit diverses adaptations hormonales, notamment une diminution des taux d'insuline, stimule la production d'hormone de croissance, augmente les niveaux d'adrénaline et régule les fonctions cellulaires, hormonales et géniques.

- Les divers changements hormonaux que subit votre corps pendant le jeûne aident à stimuler la perte de poids, brûler les graisses plus rapidement, réparer les cellules, modifier l'expression des gènes, soulager l'inflammation, développer un cœur résistant, prolonger la durée de vie et de compléter la chimiothérapie.

- Mis à part les effets physiques positifs, le jeûne améliore votre concentration et votre clarté mentale, tout en favorisant la croissance spirituelle.

Chapitre 3 : S'adaptateur efficacement à ce changement pour une vie saine.

Pendant la restriction calorique (CR) et le jeûne intermittent, votre corps subira des changements qui pourraient être à 360 degrés différents de vos habitudes alimentaires habituelles et de la quantité de nourriture que vous consommez chaque jour. Il passera d'un système alimenté au glucose à une machine à brûler les graisses.

Le CR et l'IF initieront divers processus et adaptations jusqu'à ce que votre corps soit finalement transformé en un système sain et efficace. Parmi les préoccupations et les effets secondaires, vous devez vous préparer à ce qui suit. Vous éduquer sur les effets secondaires potentiels vous permettra de mieux vous préparer et vous adapter à cette nouvelle vie.

Déficit électrolytique

Il y a des préoccupations déplacées à propos de la CR et de l'IF qui causent la malnutrition. Ces idées fausses ne sont tout simplement pas correctes. Le corps contient une quantité suffisante de glycogène et de graisse stockée comme source d'énergie.

La principale préoccupation pendant le jeûne est la carence en micronutriments. Cependant, des études révèlent que même une IF prolongée ne provoque pas de malnutrition. Les niveaux de potassium peuvent diminuer légèrement. Cependant, même 2 mois de pratique continue ne réduit pas les niveaux inférieurs à

3,0 milliEquivalents par litre (mEq / L), même sans suppléments, ce qui est légèrement inférieur au niveau moyen de 3,5 à 5,0 mEq / L. Deux mois de jeûne continu est plus long que recommandé et vous ne feriez pas cette méthode sur l'IF.

D'autre part, le phosphore, le calcium et le magnésium restent stables pendant le jeûne, ce qui est vraisemblablement dû à leurs grandes quantités dans les os - environ 90% du phosphore et du calcium du corps.

Prendre un supplément de multi-vitamines pendant la CR et l'IF fournit le corps de l'apport quotidien recommandé en micronutriments. En fait, un jeûne thérapeutique de 382 jours avec des multi-vitamines n'a montré aucun effet nocif sur la santé. Le seul résultat associé était la légère élévation de l'acide urique, qui s'est manifestée après le centième jour de jeûne.

Élévation de l'acide urique

"Une étude de la rétention de l'acide urique pendant le jeûne" a révélé qu'une période de 21 jours de jeûne a causé une augmentation significative de la concentration d'acide urique dans le sang, qui était le résultat de l'élimination réduite de l'acide urique. La réduction du volume d'urine semble être la principale cause de l'accumulation, ainsi que les changements dans le métabolisme et les fonctions rénales que le système subit au cours de la FI. L'étude a en outre déclaré que la cétose semble modifier l'oxydation et l'équilibre acido-basique des tissus corporels et du sang qui entraînent une augmentation de l'acide urique.

Pour prévenir et / ou remédier à cet effet secondaire, vous devez :

- Boire suffisamment d'eau pour diluer l'acide urique et aider les reins à l'excréter plus efficacement.

- Augmenter l'alcalinité du corps en mangeant plus de légumes pendant la période d'alimentation. Vous pouvez assaisonner les haricots bouillis et les pois dans vos repas pour ajouter de l'alcalinité et du goût de plénitude.

- Si vous avez une forte concentration d'acide urique avant de commencer le jeûne, alors devenir végétalien ou végétarien peut être une bonne idée.

- Ajouter 1/2 cuillère à café de bicarbonate de soude dans un verre d'eau et boire 3 fois par jour.

- Réduire la viande car ils contiennent une forte purine.

- Évitez les boissons alcoolisées. Buvez du café ou du thé à la place.

- Les myrtilles et les cerises aident à réduire la douleur due à la formation de cristaux d'acide urique.

Gain de poids Post Jeûne

Gagner du poids après la période de jeûne est normal. Le poids ajouté est principalement le gain de poids de l'eau, et vous pourriez acquérir de la graisse. Le gain de poids à court terme se produit après que vous ayez brisé vos graisses. Une fois que vous recommencez à manger, vous verrez le poids ajouté sur votre balance.

Ne vous inquiétez pas ! Ce gain est temporaire. Le glycogène stocké dans le corps est fortement hydraté parce qu'ils sont liés à l'eau. Pendant le jeûne, vous utilisez le glycogène stocké pour l'énergie, de sorte que vous perdez du poids. Lorsque vous entrez dans l'état d'alimentation, vous gagnez du poids de l'eau pendant que votre corps reconstitue les réserves de glycogène. De plus, le sodium retient également l'eau, ce qui ajoute également au gain de poids de l'eau.

Ce poids supplémentaire presque immédiat n'est pas un excès de graisse. C'est juste que votre corps redevient normal après le jeûne. En outre, en limitant votre apport calorique pendant le jeûne conduit votre corps à augmenter l'énergie stockée ou la graisse corporelle pour une période future avec des calories réduites.

Ne vous inquiétez pas ! Je dirais même plus... ne vous inquiétez vraiment pas. Votre corps est encore en transition d'un système alimenté au glucose en une machine à brûler les graisses. Votre corps ne s'adaptera pas aux changements tout de suite. Mais pendant que vous continuez votre pratique de jeûne, votre corps utilisera rapidement la graisse comme source d'énergie et la brûlera. Voici des conseils pour aider votre corps à s'adapter plus rapidement à un système alimenté par les graisses.

• Évitez la malbouffe, l'alcool et le sucre, en particulier pendant la première semaine de jeûne. Ces aliments fournissent à l'organisme du glucose qui nourrit les graisses pendant la période de transition où le corps est conduit pour augmenter le stockage d'énergie.

- Consommez des glucides à faible indice glycémique, comme les légumes, les légumineuses, les haricots et les grains entiers. Ces aliments sont digérés plus lentement, ce qui empêche l'augmentation de la glycémie et donc évite que le corps crée plus de graisse (car il cherche à reconstituer les réserves d'énergie lorsque vous rompez votre jeûne).

- Consommez des protéines de haute qualité, comme les graines et les noix, les légumineuses, les haricots, les grains entiers, les produits laitiers faibles en gras, le poisson et la viande. Ils diminuent la faim et réduisent la dépendance de l'organisme aux glucides pour l'énergie, et aident à favoriser la croissance musculaire.

- Consommez des aliments à faible teneur en calories, comme les grains entiers et les légumes. Ils sont riches en fibres et faibles en calories par morsure, ce qui réduit le sucre que vous nourrissez votre corps.

Perte de masse musculaire maigre

Cette question est une autre préoccupation cruciale concernant le jeûne intermittent. Est-ce qu'IF brûle les muscles ? La réponse directe est NON. En fait, une étude a révélé que pendant le jeûne, le corps ne commence pas à brûler les muscles, il commence à le conserver. De plus, des études physiologiques ont conclu que la protéine n'est pas « brûlée » pour le glucose.

Lorsque le corps atteint l'état de cétose, il n'est pas nécessaire d'utiliser des protéines pour la gluconéogenèse ou de convertir les acides aminés en glucose parce que le corps métabolise les acides gras comme source d'énergie. Dans des conditions normales, le corps décompose 75 grammes de protéines par jour. Cependant, pendant le jeûne, cela tombe à environ

15 à 20 grammes par jour. Donc, IF diminue la dégradation musculaire.

De plus, le jeûne intermittent stimule les taux d'hormone de croissance et de facteur de croissance insulinomimétique I qui favorisent la croissance musculaire et augmentent la force musculaire.

Si vous êtes préoccupé par la perte de masse musculaire maigre, alors fournissez à votre corps suffisamment de sources d'acides gras à brûler comme énergie.

Tout le monde ne peut pas vite

Le jeûne intermittent n'est pas pour tout le monde. Comme d'autres programmes de santé, il existe des règles et des exemptions importantes.

Le Jeûne n'est pas pour tout le monde

Si vous appartenez à ces types de personnes, alors il est conseillé de ne pas jeûner.

- Patients diabétiques et hypoglycémiques

- Ceux qui ont un poids insuffisant

- Ceux qui ont une pression artérielle basse

- Ceux avec des troubles de l'alimentation

- Ceux qui sont sous médicaments

- Femmes enceintes et allaitantes

- Femmes présentant des problèmes d'aménorrhée et de fertilité

- Des femmes qui essaient de se faire concevoir

- Ceux qui ont la dérégulation du cortisol

- Ceux qui souffrent de stress chronique

Consultez un professionnel de la santé ou votre médecin si vous n'êtes pas certain de pouvoir jeûner. Si vous avez déterminé que vous ne pouvez pas pratiquer, vous pouvez faire un régime de nettoyage au lieu de détoxifier et gagner beaucoup, sinon tous, des avantages du jeûne. Les options de nettoyage créent souvent les mêmes effets de désintoxication que SI, éliminant les toxines et reconstruisant les tissus sains, mais de manière progressive.

Jeûne pour les femmes

Il y a des preuves qui montrent que le jeûne est moins bénéfique pour les femmes que pour leurs homologues masculins. Il s'avère que les corps des femmes réagissent différemment à l'IF que les corps des hommes. Les femelles sont plus sensibles aux signaux de la faim. De plus, les hormones qui régulent les fonctions vitales comme l'ovulation sont extrêmement sensibles à l'apport énergétique. Certaines femmes se contentent d'un jeûne intermittent tandis que d'autres éprouvent des problèmes. Même la CR et l'IF à court terme peuvent modifier les impulsions hormonales chez certaines femelles, perturbant ainsi les cycles réguliers et spécifiques.

De plus, si cela n'est pas fait correctement, la restriction calorique et le jeûne intermittent peuvent provoquer divers déséquilibres hormonaux. Lorsque le corps féminin sent qu'il a faim, il va augmenter la production d'hormones de la faim, la ghréline et la leptine. Cette réaction est la façon du corps de protéger un fœtus potentiel, même lorsque la femme n'est pas enceinte.

Bien sûr, quand vous pratiquez la CR et la FI, vous ignorez ces signaux de la faim, ce qui pousse le corps à produire plus d'hormones de la faim, ce qui peut tout déséquilibrer.

Bien qu'aucune étude n'ait été menée chez l'homme, des expériences chez le rat ont révélé que le jeûne intermittent avait des effets néfastes sur les rats femelles. Il a développé ces rats femelles en rats masculins, infertiles et émaciés tout en leur faisant manquer des cycles. Les ovaires rétrécissaient et les cycles menstruels s'arrêtaient alors qu'ils éprouvaient plus d'insomnie que les hommes. De plus, des études montrent que la CR et l'IF peuvent aggraver les troubles de l'alimentation comme la boulimie, l'anorexie et les troubles de l'hyperphagie boulimique.

Alors, comment les femmes abordent-elles la restriction calorique et le jeûne intermittent ?

Options de jeûne intermittent pour les femmes

Pour les femmes, les directives générales pour une IF réussie sont les suivantes :

- Le jeûne ne devrait pas durer plus de 24 heures par période.

- Les femmes devraient jeûner pendant environ 12 à 16 heures seulement.

- Évitez de jeûner les jours consécutifs pendant les 2 à 3 premières semaines de la FI. Par exemple, si vous faites un jeûne de 16 heures, faites-le 3 jours par semaine au lieu de 7 jours.

- Buvez beaucoup de liquides pendant votre jeûne, comme l'eau, la tisane et le bouillon d'os.

- Pendant les jours de jeûne, ne faites que des exercices légers, tels que des étirements doux, du jogging, de la marche et du yoga.

En outre, plusieurs méthodes de jeûne intermittent conviennent aux femmes. Voici les plus populaires que vous pouvez essayer.

Méthode Crescendo

Cette méthode est la meilleure façon pour les femmes de se calmer dans la restriction calorique et le jeûne intermittent sans perturber les hormones ou choquer le corps. Ce type ne nécessite pas une femelle de jeûner une semaine, seulement pour quelques jours espacés tout au long de la période.

Par exemple, jeûner de 12 à 16 heures tous les lundis, mercredis et vendredis avec une fenêtre de 8 à 12 heures.

Les trois autres méthodes d'IF qui conviennent le mieux aux femmes sont la méthode 16/8 ou la méthode Leangains, le protocole Eat-Stop-Eat ou 24 heures et le régime 5 : 2, qui sont tous abordés au chapitre 4 : Écoutez le Besoins de votre corps.

Arrêtez le jeûne intermittent si vous ressentez l'une des situations suivantes. Ces symptômes indiquent souvent que vous éprouvez un déséquilibre hormonal.

- Lorsque le cycle menstruel devient irrégulier ou s'arrête

- Éprouver des problèmes à rester éveillée ou à s'endormir

- Chute des cheveux, évasion de l'acné et peau sèche

- Avoir du mal à se remettre des séances d'entraînement

- Les blessures guérissent lentement et deviennent plus souvent malades

- Le cœur commence à battre de façon irrégulière ou bizarre

- Avoir des sautes d'humeur

- Vivre une diminution de la tolérance au stress

- Avoir froid

- La digestion ralentit considérablement

- Moins intéressé par le sexe

Principaux points :

- Changer votre horaire et vos habitudes alimentaires peut causer certaines préoccupations, comme une carence en électrolytes, une élévation de l'acide urique, un gain de poids rapide et une perte musculaire maigre. Cependant, les études montrent que vous pouvez rapidement remédier à tous ces effets secondaires.

- La recherche montre que le jeûne ne réduit pas la quantité d'électrolyte dans le corps de manière significative.

- Prendre un supplément multi-vitamines pendant le jeûne fournit le corps de l'apport journalier recommandé en micronutriments.

- Le jeûne peut causer une légère élévation de l'acide urique, mais vous pouvez facilement l'éviter en buvant beaucoup d'eau et en augmentant votre alcalinité en mangeant plus de légumes.

- Le gain de poids rapide est temporaire, et la plupart du temps, c'est le poids de l'eau pendant les périodes d'alimentation habituelles. À mesure que vous continuez à jeûner, votre corps utilisera rapidement la graisse comme source d'énergie et la brûlera, et votre poids diminuera éventuellement.

- Évitez la malbouffe, l'alcool et le sucre, en particulier pendant la première semaine de jeûne. Consommez des glucides à faible indice glycémique, comme les légumes, les légumineuses, les haricots et les grains entiers.

- Le jeûne intermittent ne brûle pas les muscles. En fait, augmente les niveaux d'hormone de croissance et de facteur de croissance de type insuline I qui favorisent la croissance musculaire et la force musculaire accrue. Si vous êtes préoccupé par la perte de masse musculaire maigre, alors fournir au corps suffisamment de sources d'acides gras pour brûler comme énergie.

• Le Jeûne n'est pas pour tout le monde

• Les femmes réagissent différemment au jeûne que les hommes. Pour un jeûne intermittent efficace, les femmes doivent suivre une ligne directrice qui empêchera la perturbation de l'équilibre hormonal, qui est très sensible à la faim.

• Les meilleures méthodes de jeûne pour les femmes sont la méthode Crescendo, la méthode 16/8 ou la méthode Leangains, le protocole Eat-Stop-Eat ou 24 heures et le régime 5 : 2.

- Les femmes doivent arrêter le jeûne lorsqu'elles présentent les symptômes d'un déséquilibre hormonal.

Chapitre 4 : Écoutez les besoins de votre corps

Le jeûne recalibre votre corps. Pratiquer cette méthode de perte de poids sans préparation est une recette pour l'échec. Savoir ce que vous aurez à faire et choisir la meilleure méthode de jeûne assurera le succès.

Amortissez votre perte de poids et gagnez du muscle

« Lenteur et progression » est la voie à suivre, surtout si vous commencez tout juste à suivre votre régime. La préparation aidera votre corps à mieux s'adapter, et vous aidera à ressentir moins ou pas de symptômes de transition ou de céto-grippes (symptômes pseudo-grippaux qu'une personne subit lorsque le corps passe de la combustion du glucose à la graisse comme principale source d'énergie). La planification diminue ou prévient également les symptômes de désintoxication ; le jeûne peut déclencher une libération de trop de toxines dans la circulation sanguine en même temps.

Commencez votre alimentation avec un fruit 1 par jour ou jus spécial Jeûne

Faites-le une fois par semaine jusqu'à ce que vous ne ressentiez plus les symptômes de désintoxication ou que votre corps soit prêt à passer d'un système alimenté au glucose à une machine à brûler les graisses. Un jeûne à la pomme est un jeûne rapide et facile à commencer. Commencez votre IF la veille. Mangez un dîner léger. Ne vous suralimentez pas par peur pour le lendemain. Le jour de votre jeûne, mangez 3-4 pommes pendant vos repas et buvez au moins 2 litres d'eau tout au long de la journée. Réduisez aussi rapidement les boissons contenant de la caféine. Si vous avez envie de quelque chose de chaud pendant la période, buvez de l'eau chaude. Le jour suivant, lorsque vous rompez votre jeûne, introduisez progressivement de la nourriture avant de revenir vers manger régulièrement.

Lorsque votre corps a passé le cap des symptômes de désintoxication, essayez la méthode Leangains (16 : 8 jeûne) ou faire un jeûne d'eau pendant 1 jour. Les gens trouvent plus facile de faire face à la faim quand ils s'adaptent lentement à une méthode de jeûne avancée plutôt que de s'y jeter immédiatement puisque le corps s'adapte graduellement à la perspective de ne pas se nourrir. Vous n'aurez pas trop faim tout de suite, ce qui est difficile à gérer pour certaines personnes. Finalement, votre système s'adaptera à la période sans nourriture.

Lorsque votre corps s'est suffisamment adapté à l'état de semi-jeûne, vous pouvez commencer avec l'une des 7 méthodes ci-dessous. Avant de procéder à votre jeûne, lisez-les tous. Pesez vos options. Jetez un regard honnête sur votre vie. Qu'êtes-vous prêt à sacrifier ? Une pratique d'IF créera des symptômes de détoxification et de nettoyage intenses, ainsi que des symptômes de cétose, ce qui nécessitera plus de discipline de votre part. jusqu'où êtes-vous prêt à aller en terme de perte de confort alimentaire ?

Voulez-vous un jeûne qui ne nécessite pas trop de discipline ? C'est également possible. Certains professionnels suggèrent d'éviter les symptômes extrêmes de désintoxication en faisant une méthode de jeûne facile. Vous pouvez absolument le prendre plus lentement, à un rythme plus confortable pour vous.

1 - Méthode des Leangains (16 : 8 jeûne)

Démarré par Martin Berkhan, Leangains Method est recommandé pour les adeptes de fitness dédiés à la perte de graisse corporelle et à la musculation.

En vertu de la méthode de jeûne Leangain, vous êtes autorisé à manger seulement dans les 8 ou 10 heures de pause pendant que vous jeûnez pendant 16 heures (pour les hommes) et 14 heures (pour les femmes). Pendant votre période de jeûne, vous n'êtes pas censé consommer des calories bien que vous soyez autorisé à prendre des aliments sans calorie.

Il est beaucoup plus facile de commencer à jeûner toute la nuit jusqu'au lendemain matin - environ six heures après le réveil. Cependant, cela nécessite une fenêtre d'alimentation de maintenance étroite sinon vous avez plus de difficulté à coller au programme tout en perturbant le fonctionnement normal de vos hormones.

Le temps et le type de nourriture que vous mangerez pendant votre fenêtre d'alimentation dépendent en grande partie du moment où vous vous entraînerez. Les jours où vous faites votre entraînement, les glucides sont plus importants que les graisses. Cependant, pendant vos jours de repos, vous devez prendre plus de graisses. Il est conseillé d'être toujours élevé sur la consommation de protéines, mais il doit être proportionnel à votre objectif, votre sexe, votre niveau d'activité et votre masse grasse. Peu importe comment vous dépensez votre activité, la consommation de nourriture entière et non transformée est préférable dans le choix de votre apport calorique. Néanmoins, si vous n'avez pas beaucoup de temps pour un bon repas, mieux vaut vous prendre une barre protéinée ou un shake protéiné à la place.

Pour la plupart des gens qui suivent cette méthode de jeûne, le fait est que la plupart du temps, la fréquence des repas importe peu. Vous pouvez toujours manger quand vous le voulez, pourvu que ce soit dans la fenêtre d'alimentation de huit heures. Avec cela, la plupart des gens préfèrent le diviser en trois repas, car il est plus facile de s'y tenir.

Néanmoins, même si votre temps de repas est flexible, Leangains est très spécifique avec ses lignes directrices concernant le type de nourriture que vous pouvez manger, surtout si vous faites de l'exercice. Le guide plutôt strict sur la planification de la nutrition rend le programme un peu difficile à suivre.

2 - Mangez Arrêtez Mangez (24 heures à jeun)

Ce programme consiste à jeûner pendant une journée entière (24 heures) une ou deux fois par semaine. Pendant que vous jeûnez, vous pouvez boire des boissons sans calorie. Après la période de jeûne, vous pouvez revenir à manger régulièrement.

Cette méthode de jeûne réduit l'apport calorique total sans mettre une limite à ce que vous mangez et à quelle fréquence vous voulez manger. Il convient de noter, cependant, que l'intégration de séances d'entraînement régulières, y compris la formation de résistance est la ligne de fond si votre objectif est une perte de poids d'une composition corporelle améliorée.

Bien qu'il soit difficile de penser que vous serez sans nourriture pendant 24 heures, il y a quand même un excellent côté du Eat Stop Eat Fast puisque cette option est assez flexible. Vous n'avez pas à suivre strictement la règle le premier jour de jeûne. Vous pouvez jeuner aussi longtemps que vous pouvez le supporter, puis augmenter progressivement votre durée de jeûne pour donner à votre corps suffisamment de temps pour s'adapter.

Il est plus facile de commencer votre jeûne un jour où vous êtes occupé et à un moment qui ne tombe pas sur votre horaire de déjeuner. Un avantage de ce jeûne est qu'il n'y a pas d'aliments interdits, pas de restrictions sur votre alimentation, et pas de comptage des calories. Même la quantité de votre apport alimentaire n'est pas un problème. Cependant, vous devez savoir comment modérer votre alimentation, par exemple vous pouvez manger une part de gâteau, mais pas tout le gâteau.

Les longues périodes de jeûne d'Eat Stop Eat Fast s'avèrent difficiles pour certaines personnes, surtout pour les débutants. Pendant que votre corps s'adapte encore, vous pouvez ressentir certains symptômes comme la fatigue, la faiblesse, les maux de tête ou les étourdissements et les grincheux. Tout cela vous tentera de faire une pause dans votre jeûne. Cependant, ces symptômes diminuent au fil du temps, il vous faudra beaucoup de maîtrise de soi pour surmonter tous ces sentiments négatifs.

3 - Le régime du guerrier (régime 20/4)

Cette méthode, qui s'inspire des habitudes alimentaires des guerriers de jadis, vous permet de jeûner pendant 20 heures tous les jours et ensuite de manger un grand repas le soir. Il est essentiel de manger un repas de qualité plutôt que miser sur la quantité pendant votre période d'alimentation. Néanmoins, vous avez droit à une consommation légère pendant la journée, comme quelques portions de fruits et légumes crus, ou quelques portions de boissons protéinées si vous en avez besoin. Quelques personnes suivant cette « diète de guerrier » questionnent cette option basée sur la logique que si vous utilisez l'option « encas », alors ce n'est plus un vrai jeûne.

Cette méthode de jeûne intermittent est censée favoriser la vigilance, stimuler la combustion des graisses et stimuler l'énergie tout en maximisant la réaction de combat ou de fuite du système nerveux sympathique. L'état d'alimentation de quatre heures vise à maximiser la capacité du système nerveux parasympathique à aider le corps à récupérer. De même, il favorise le calme, la relaxation et la digestion car il aide le corps à générer des hormones et à brûler les graisses pendant la journée. En outre, l'ordre dans lequel vous mangez des groupes d'aliments spécifiques est également important. Selon cette méthode, vous devriez commencer par les légumes, les graisses et les protéines. Si vous n'êtes toujours pas rassasié, alors seulement vous prendrez quelques féculents.

Beaucoup préfèrent cette méthode de jeûne intermittent car cette option vous permet de manger quelques petits repas ou collations, qui peuvent vous aider à traverser votre période de jeûne. Beaucoup ont témoigné avoir augmenté leur niveau d'énergie et leur perte de graisse pendant ce régime.

Il peut être préférable d'avoir quelques collations que de ne pas manger pendant plus de 20 heures. Pourtant, avoir des lignes directrices strictes de ce qui doit être mangé et quand les manger s'avère difficile à long terme. Aussi, manger un repas principal la nuit selon les directives n'est pas facile, surtout pour les gens qui préfèrent un apport minimal dans la dernière partie de la journée.

4 - Perte de graisse pour toujours (Fat Loss Forever)

La méthode de perte de graisse pour toujours est un hybride des trois pratiques – Manger Arrêter Manger, le régime du Guerrier et les Leangains que vous combinez tous en un seul plan. Vous avez également droit à un jour de triche pour chaque semaine, suivi d'un jeûne de 36 heures. Le reste du cycle d'une semaine est ensuite réparti entre les différentes méthodes de jeûne.

Dans cette méthode, il est recommandé de garder les jours de jeune les plus étendus pour les où vous êtes le plus actif. L'exercice vous permet de vous concentrer sur votre activité plutôt que sur votre faim. Des programmes d'entraînement sont intégrés dans ce jeûne intermittent, tels que des exercices de poids libres et de poids du corps / gainage, qui visent à aider les stagiaires à maximiser la perte de graisse efficacement.

Les fondateurs de ce programme, John Romaniello, et Dan Go croient que tout le monde pratique le jeûne tous les jours entre chaque repas. Ils pensent que l'irrégularité de nos planning alimentaire (heures ou nous mangeons) est la raison pour laquelle ce « jeûne intermittent naturel » ne porte pas ses fruits. Dans le cadre de la méthode Fat Loss Forever, il existe un calendrier de jeûne de sept jours, qui aide votre corps à s'habituer à un horaire structuré. Il comprend également une journée de triche à part entière, ce qui rend le programme préférable à beaucoup.

Inversement, vous aurez du mal à gérer les jours de triche parce que le plan est trop précis et que le calendrier de jeûne ou d'alimentation varie d'un jour à l'autre, ce qui complique la tâche. Si vous êtes du type qui aurait du mal à passer rapidement de modération et de l'éteindre quand il est temps de passer au jeûne, alors ce programme peut ne pas fonctionner correctement avec vous.

5 - UpDayDownDay (Jeûne alterné)

Le plus facile de toutes les méthodes de jeûne intermittent, le jeûne Alternate-Day ou la méthode UpDayDownDay vous permet d'avoir une quantité minimale de nourriture en une journée et de revenir ensuite à une alimentation normale le jour suivant. La pratique vise à réduire votre apport calorique de 1/5 de l'apport calorique normal requis pendant la journée de jeûne. Disons que le niveau régulier de calories pour les hommes est de 2 500 et pour les femmes de 2 000, dans une journée de jeûne ou de baisse, le niveau doit être ramené à 500 pour les hommes et 400 pour les femmes.

Pour vous faciliter la tâche pendant la période « down », optez pour un substitut de repas tel que les shakes protéinés. Vous pouvez choisir vos shakes à enrichir avec des nutriments essentiels, et vous pouvez prendre des gorgées de vos shakes tout au long de la journée plutôt que d'opter pour de petits repas. Cependant, prenez note que les substituts de repas tels que ces shakes ne sont conseillés que pendant les deux premières semaines de votre jeûne et vous êtes encouragés à manger de vrais repas lors de vos prochaines journées « down ».

Si vous faites un peu d'exercice, gardez vos jours d'entraînement sur les jours caloriques normaux car il serait difficile pour vous de frapper la salle de gym pendant les jours à faible teneur en calories.

Comme cette option est tout au sujet de la perte de poids, il fonctionne parfaitement pour vous si votre objectif est de perdre du poids. Les personnes qui réduisent leurs calories de 20 à 25% en moyenne voient une perte d'environ 2 livres et demie chaque semaine, comme indiqué sur Internet.

Cette méthode de jeûne intermittent est facile à suivre, et il y a toujours une tendance à la surcharger pendant la journée régulière. Le truc ici pour rester aligné est de planifier et de préparer votre repas à l'avance, de sorte que vous n'avez pas à vous livrer à un repas à volonté ou à conduire une fois que vous êtes prêt pour le festin.

6 -Diète rapide (5 : 2 jeûne)

La méthode Fast Diet (Diète Rapide) de jeûne intermittent est également connue comme 5 : 2. Comme son nom l'indique, vous devez subir 2 jours de jeûne et 5 jours d'alimentation régulière dans un cycle d'une semaine. Pendant vos jours ordinaires, vous ne vous inquiétez pas de votre apport calorique, mais le reste de la semaine (2 jours de jeûne), vous devez réduire vos calories, par exemple 500 pour les femmes et 600 pour les hommes. Avec ces 2 jours de votre choix chaque semaine, il est plus facile de se conformer à ce type de régime de santé, même si cela peut prendre plus de perdre du poids de cette façon par rapport au reste des méthodes de jeûne intermittent.

7 – Le Jeûne de « Daniel »

Le jeûne de Daniel est un jeûne de 28 jours qui combine la croyance spirituelle et la nutrition grâce à l'apport illimité d'aliments entiers, non transformés. Cette méthode de jeûne est populaire parmi les croyants chrétiens car elle est basée sur la fondation biblique décrite dans le livre de Daniel. (Daniel 1-10). Plutôt que de restreindre l'apport calorique ou de se concentrer sur la perte de poids, Daniel Fast limite le type de nourriture consommée pour augmenter la qualité de l'apport en nutriments.

Bien que plus d'une orientation religieuse, la recherche scientifique soutient le jeûne de Daniel. Selon le Centre d'études nutritionnelles T. Collin Campbell, les chercheurs ont découvert que les personnes atteintes d'une maladie cardiovasculaire ou d'un dysfonctionnement métabolique ont connu une amélioration lorsqu'elles ont adopté les habitudes alimentaires du jeûne.

Principaux points :

- Savoir les difficultés que vous allez rencontrer pendant le jeûne intermittent, et choisir la meilleure méthode de jeûne pour votre style de vie assurera le succès.

- « Lentement » est la meilleure façon de progresser, surtout si vous êtes un débutant en jeûne. Intégrer progressivement le jeune pour prévenir et réduire les symptômes de désintoxication et de céto-grippe.

- Vous pouvez lentement faciliter le jeûne en faisant un « jour de jeûne par fruits ou jus », puis essayez la méthode des « ressorts légers » (jeûne 16 : 8) ou faites un jeûne d'un jour pendant une certaine période.

- Lorsque votre corps a fini par s'adapter à l'état de jeûne, choisissez la meilleure méthode de jeûne qui vous convient le mieux, incluant la Méthode des Leangains (16 : 8 jeûne), le Manger Stop Manger (24 heures), le Régime du Guerrier (20 / 4 régime), perte de graisse pour toujours, UpDayDownDay (jeûne alternance-jour), Fast Diet (5 : 2 jeûne), et Daniel Fast.

Chapitre 5 : Réussir la transition vers un « Vous » plus sain

Le jeûne intermittent et la restriction calorique constituent un changement sain. Pendant votre transition, vous vivrez certainement des jours difficiles. Voici quelques conseils qui faciliteront votre expérience :

Préparez-vous pour les symptômes de détoxification et de Cétose

À moins que le jeûne ne fasse partie de votre routine de santé habituelle, vous éprouverez un ou plusieurs symptômes, pourquoi ? Parce que votre corps peut maintenant se concentrer sur l'élimination des déchets métaboliques et s'adapter pour devenir une machine à brûler les graisses au lieu d'un système alimenté au glucose.

Parmi les nombreux symptômes du jeûne, voici les plus communs, ainsi que la façon dont vous pouvez les traiter efficacement.

Troubles du sommeil et fatigue

Le jeûne stimule la purge des toxines qui nécessitent une charge de travail plus importante que la normale, de sorte que vous vous sentirez plus fatigué que d'habitude. Il faudra au moins 3 jours à votre corps pour surmonter la faim et les envies de vieilles habitudes et de la nourriture. Parce que le jeûne est une abstinence limitée ou complète, à l'exception de l'eau, c'est une bonne idée de commencer votre pratique pendant les jours où vous pouvez vous reposer.

Faites des siestes quand vous le pouvez et mettez-vous au lit avant 22 heures, en vous assurant d'avoir 8 heures de sommeil chaque nuit. Votre corps travaille plus efficacement au nettoyage et à la réparation pendant que vous dormez. S'en tenir à des routines d'exercice modérées ou légères. Évitez le stress, que ce soit mental, émotionnel ou physique, car ils sont contre-productifs pour votre jeûne.

Mal de tête

Les maux de tête surviennent généralement parce que vous perdez quelques mauvaises habitudes pendant le jeûne, comme ne plus consommer des aliments transformés, du sucre, du tabac, de la caféine et des boissons alcoolisées, ce qui crée un sevrage, causant des maux de tête.

Vous pouvez également éprouver de la déshydratation pendant votre période de jeûne, celle-ci cause également des maux de tête. Buvez beaucoup d'eau, un minimum d'environ 8 à 10 verres d'eau filtrée par jour.

La nausée

Changer votre style de vie et votre alimentation en choisissant des aliments plus sains peut causer de légères nausées. La meilleure façon d'éviter ce symptôme est une bonne hydratation. Les nausées passent habituellement après quelques jours.

Si votre symptôme évolue vers des vomissements, il se peut que votre organisme se détoxifie trop rapidement. Votre système peut essayer d'expulser les toxines plus rapidement qu'il ne peut les éliminer. La meilleure chose à faire quand cela se produit est de changer votre méthode de jeûne.

Les symptômes de désintoxication peuvent évoluer vers des symptômes de cétose, notamment des symptômes pseudo-grippaux, des éruptions cutanées et, très rarement, des vomissements.

Fringales et faim

Vous éprouverez également la faim, mais cela disparaîtra dans 1 à 2 jours pendant le jeûne. De plus, vous éliminerez beaucoup de nourriture et de boissons que votre corps consomme habituellement, comme les aliments transformés et le sucre, le tabac, la caféine et les boissons alcoolisées. En les réduisant ou en les éliminant, vous aurez certainement tendance à craindre les zones que vous avez enlevées et changées. Ce symptôme continuera plus longtemps que la faim. Quand ils s'embraseront, l'eau potable diminuera ces symptômes.

Restez hydraté

L'eau vous aidera à continuer pendant votre période de jeûne. Il vous aide également à brûler les graisses et stimuler votre métabolisme.

Préférer un jeûne de nuit

Lorsque la plupart de vos heures de jeûne se produisent pendant la nuit, il est plus facile pour vous de passer à travers. Pendant votre hibernation, vous ne penserez pas à la faim et éviterez les fringales.

Transformez votre processus de réflexion

Quand vous pensez au jeûne comme une forme de privation de nourriture, plus vous en aurez envie. Mais si vous pensez que c'est juste une forme de pause pour manger, moins vous ressentirez les affres de la faim. Par conséquent, contrôler votre état d'esprit peut vous aider à vous sentir plus à l'aise avec votre jeûne.

Commencez quand vous êtes occupé

Il est préférable de commencer votre jeûne lorsque vous êtes impliqué dans plusieurs activités car cela aidera votre esprit à ne pas penser à la nourriture. Rien que le fait de penser à l'IF, vous poussera à penser à la nourriture.

Aller à la salle de gym

Un mélange d'entraînement avec un jeûne intermittent vous aidera à optimiser vos résultats. Votre activité n'a pas besoin d'être de très grande intensité. Faites avec quelque chose de facile et direct comme une routine de gainage. Vous pouvez faire cela 2-3 fois par semaine.

Maintenant que vous avez un une meilleure idée de ce qui se passe dans les programmes de santé et de conditionnement physique, en particulier dans le jeûne intermittent que vous avez tout appris sur ses inconvénients et ses avantages, vous êtes libre de choisir quel plan vous convient le mieux. Bien que tous démontrent leur efficacité, vous devez tenir compte de votre style de vie pour choisir l'option vous permettant d'en tirer le meilleur parti.

Enfin, vous devez garder à l'esprit que le jeûne intermittent n'est jamais un régime alimentaire et fonctionne donc bien avec presque toutes sortes de programmes alimentaires. Cela signifie que vous pouvez entrer dans le jeûne intermittent quelles que soient vos préférences et vos restrictions nutritionnelles. Vous pouvez être un fanatique de régime Paléo, un adepte strict de régime alimentaire faible en glucides, un partisan inconditionnel de végétalien, cétogène, faible en gras ou tout autre type de plan nutritionnel, et vous pouvez facilement les intégrer avec le jeûne intermittent. Le jeûne intermittent est un mode de vie alimentaire qui vous aide à obtenir d'obtenir un corps sain, mince et fort.

Principaux points :

• Au cours de votre transition d'un système alimenté au sucre en une machine de combustion des graisses, vous rencontrerez des effets secondaires.

• Vous devez vous préparer à la désintoxication et aux symptômes de la céto-grippe, y compris les troubles du sommeil et la fatigue, les maux de tête,

les nausées, les envies et la faim.

- Vous pouvez facilement prévenir et remédier à ces

  effets secondaires en restant hydraté, en préférant

  le jeûne pendant la nuit, en transformant votre

  processus de réflexion, en commençant votre

  jeune les jours ou vous êtes occupés et en allant à

  la salle de gym ou en faisant de l'exercice physique.

Conclusion

En atteignant la fin et lisant l'intégralité de de ce livre, vous avez acquis assez de connaissances et avez probablement expérimenté quelques méthodes de jeûne intermittent. Nous espérons que ce livre vous a guidé dans votre choix du programme qui vous convient le mieux (en fonction de plusieurs facteurs). Chacun des lecteurs peut vouloir entreprendre le jeûne intermittent en ayant différents objectifs en tête. Cependant, ce livre se concentrait principalement sur la réalisation d'une perte de poids réussie tout en construisant un corps plus sain, plus maigre et en générant de la masse musculaire.

Maintenant que nous avons établi que le jeûne intermittent est moyen le plus rapide, le plus efficace et le plus facile de perdre du poids et de construire une structure plus maigre, nous préconisons sa pratique et son exécution à long terme. Adoptez une habitude de vie intermittente, pas seulement un mode de vie temporaire ou une mode que vous décidez d'utiliser seulement pendant qu'elle est populaire.

Prendre l'habitude du jeûne intermittent vous donnera des avantages durables comme un corps sain et l'intégrer dans votre style de vie vous mettra à l'abri de nombreux risques pour la santé (par exemple associés à des maladies mortelles).

Remerciements et suite.

Merci encore d'avoir acheté ce livre ! J'espère vraiment que ce livre pourra vous aider.

La prochaine étape consiste à vous **inscrire à notre bulletin** d' **information par courriel** pour recevoir des mises à jour sur les nouvelles publications ou promotions à venir. Vous pouvez vous inscrire gratuitement et en prime, vous recevrez également notre livre " *7 erreurs de fitness que vous faites sans le savoir*" ! Ce livre de bonus décompose plusieurs des erreurs les plus courantes d'activité physique et simplifiera beaucoup la complexité et la science de la (re)mise en forme pour la rendre compréhensible par tous ! Avoir toutes ces connaissances de la condition physique et de la science organisées dans un livre étape par étape, vous aidera à démarrer sur le bon pied for quête pour une vie et un corps plus sain. Pour rejoindre notre newsletter gratuite et récupérer votre livre gratuit, veuillez visiter le lien et vous inscrire : **www.hmwpublishing.com/gift**

Enfin, si vous avez aimé ce livre, alors je voudrais vous demander une faveur, auriez-vous l'amabilité de laisser une critique pour ce livre ? Ce serait grandement apprécié !

Merci et bonne chance dans votre quête !

À PROPOS DU CO-AUTEUR

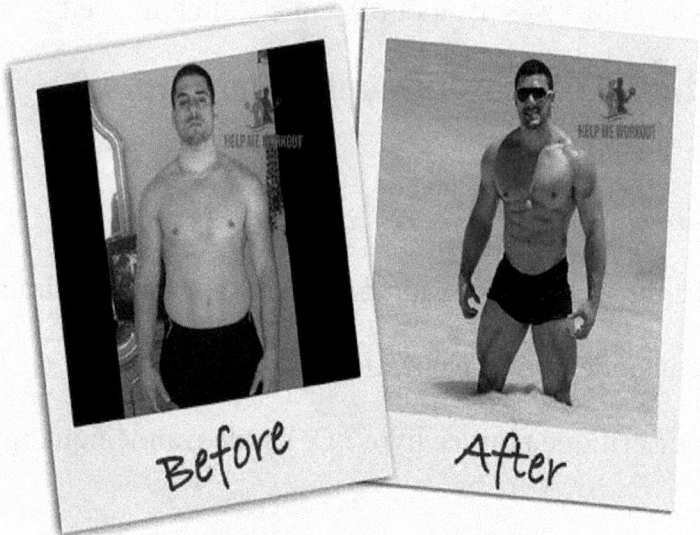

Before

After

Je m'appelle George Kaplo ; Je suis un entraîneur personnel certifié de Montréal, Canada. Je commencerai par dire que je ne suis pas le plus grand gars que vous ayez rencontré et cela n'a jamais vraiment été mon objectif. En fait, j'ai commencé à m'entraîner pour surmonter ma plus grande insécurité quand j'étais plus jeune, ce qui était ma confiance en moi. Ce complexe était en grande partie due à ma taille, mesurant seulement 5 pieds 5 pouces (168cm), cela me poussait toujours à la déprime et m'empêchait de tenter et de réaliser mes rêves. Vous pouvez être en train de relever certains défis en ce moment, ou vous pouvez simplement vouloir vous mettre en forme, et je peux certainement le comprendre.

Pour moi personnellement, j'étais toujours un peu intéressé par le monde de la santé et du fitness et je voulais gagner du muscle en raison des nombreuses intimidations dans mon adolescence sur ma taille et mon corps en surpoids. Je me suis dit que je ne pouvais rien faire pour ma taille, mais pouvait définitivement changer mon corps. Je n'avais aucune idée par où commencer, mais j'ai fini par commencer. J'étais inquiet et j'avais parfois peur que les autres se moquent de moi ou de ma façon de faire les exercices. J'ai toujours souhaité avoir un ami à côté de moi qui aurait assez de connaissance en active physique et nutrition pour m'aider à démarrer et «me montrer les ficelles du métier ».

Après beaucoup de travail, d'étude et d'innombrables essais et erreurs. Certaines personnes ont commencé à remarquer comment je devenais plus en forme et comment je commençais à m'intéresser au sujet. Cela a amené de nombreux amis et de nouveaux visages à venir me voir et à me demander des conseils de mise en forme. Au début, c'était étrange quand les gens me demandaient de les aider à se mettre en forme. Mais ce qui m'a motivé et permis de continuer, c'est quand ils ont commencé à voir des changements dans leur propre corps et m'ont dit que c'était la première fois qu'ils voyaient de vrais résultats ! À partir de ce moment là, de plus en plus de gens venaient vers moi pour me demander des conseils.

Cela m'a fait réaliser qu'après tant de lecture et d'études dans ce domaine, non seulement j'avais été capable de m'aider moi-même mais également que je pouvais aussi aider d'autres personnes ! Je suis maintenant un entraîneur personnel entièrement certifié et j'ai formé de nombreux clients à ce jour qui ont obtenu d'incroyables résultats.

Aujourd'hui, mon frère Alex Kaplo (également Entraineur certifie) et moi possédons cette entreprise d'édition, où nous apportons des auteurs passionnés et experts pour écrire sur des sujets de santé et de fitness. Nous dirigeons également un site de fitness en ligne "HelpMeWorkout.com". J"aimerais connecter avec vous et vous invite à visiter le site Web sur la page suivante et vous inscrire à notre newsletter e-mail (vous recevrez même un livre gratuit).

Enfin, si vous êtes dans une position similaire a la mienne lorsque j'étais plus jeune et que vous voulez des conseils, n'hésitez pas à demander ... Je serai là pour vous aider !

Votre ami et entraîneur,

George Kaplo

Entraîneur personnel certifié

Télécharger un autre livre gratuitement

Je veux vous remercier d'avoir acheté ce livre et vous offrir un autre livre (aussi long et précieux que ce livre), "7 erreurs de fitness que vous faites sans le savoir", totalement gratuit.

Cliquez sur le lien ci-dessous pour vous inscrire et le recevoir : www.hmwpublishing.com/gift

Dans ce livre, je décomposerai 7 des erreurs de fitness les plus courantes, et je vous révélerai comment vous pouvez facilement obtenir la meilleure forme physique de votre vie !

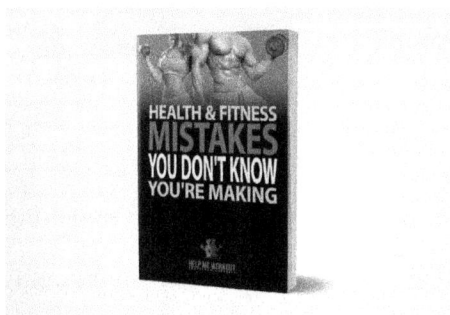

En plus du livre des *7 erreurs de remise en forme,* vous aurez également la possibilité d'obtenir gratuitement nos nouveaux livres, d'obtenir des cadeaux et de recevoir d'autres courriels précieux. Encore une fois, voici le lien pour vous inscrire : www.hmwpublishing.com/gift

seulement et sont la propriété des propriétaires eux-mêmes, non affiliés à ce document.

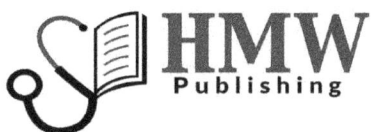

Pour les livres tout aussi utiles visiter :

HMWPublishing.com

www.ingramcontent.com/pod-product-compliance
Lightning Source LLC
Chambersburg PA
CBHW050732030426
42336CB00012B/1532